Paleo Diet

The ultimate beginner's guide to paleo diet plan - recetas probadas para bajar de peso

(Recetas de la dieta paleo para principiantes)

Damián Prieto

Tabla De Contenido

Hotcakes De Calabaza

- 1 cucharadita de extracto puro de vainilla

- 2 cucharadas de jarabe puro de maple

- 1 cucharadita de mezcla de especias para pay de calabaza

- 1 cucharadita de canela

- 1/4 de cucharadita de bicarbonato de sodio
- 2 cucharadas de mantequilla o aceite de coco
- Rinde aproximadamente para 8 hotcakes pequeños o 2 porciones

- 4 huevos

- 1/2 taza de calabaza en conserva

Muffins De Zanahoria Y Pan De Jengibre

- 1/2 cucharadita de sal de mar
- 1/4 de cucharadita de bicarbonato de sodio

- 1 cucharadita de canela

- 1 cucharadita de jengibre

- 1/2 cucharadita de clavo molido
- 3 tazas de zanahorias ralladas
- 1/2 taza de pasas (opcional)
- 12-18 muffins

- 6 huevos

- 1/2 taza de mantequilla o aceite de coco

- 1 cucharadita de extracto puro de vainilla

- 1/2 taza de melaza residual (blackstrap)
- 1/4 de taza de jarabe de maple grado

B
- 1/2 taza de harina de coco

- 1/2 taza de harina de coco

Muffins De Arándano Y Limón

- 1/2 taza de harina de coco
- 1/2 cucharadita de sal de mar
- 1/4 de cucharadita de bicarbonato de sodio

- 1 taza de arándanos frescos

- 6 huevos

- 1/2 taza de mantequilla o aceite de coco, derretido

- 1 cucharadita de extracto puro de vainilla

- 1/4 de taza de jarabe de maple grado B
- 1 limón, jugo y cáscara

Licuado Para Calmar La Inflamación

- 1 taza de espinacas en bolsa

- ½ pepino, pelar si está recubierto de cera o si no es orgánico

- ½ taza de agua

- 1 pera, sin corazón y cortada en cuatro partes

- ½ bulbo de hinojo

- 1 rebanada delgada de jengibre fresco

En una licuadora mezcla la pera, el hinojo, el jengibre, la espinaca, el pepino, el agua y el hielo (si se desea). Licúa hasta que quede suave.

CONSEJO DE NUTRICIÓN: Si quieres añadir proteína y grasas saludables a este

licuado, considera agregar semillas de

cáñamo o la mantequilla de nueces que prefieras.

POR PORCIÓN

Licuado Come-Tus-Verduras

- ½ taza de frambuesas frescas

- 1 taza de agua de coco

- 1 cucharadita de vinagre balsámico

- 1 zanahoria, cortada

- 1 betabel pequeño, cepillado y cortado en cuatro partes

- 1 tallo de apio

En la licuadora mezcla la zanahoria, el betabel, el apio, las frambuesas, el agua de coco,

el vinagre balsámico y el hielo (si se desea). Licúa hasta que quede suave.

Licuado De Cereza

- 1 cucharada de miel virgen o jarabe de maple

- 1 cucharadita de semillas de chía

- 1 cucharadita de semillas de cáñamo

- Una gota de extracto de vainilla

- 1 taza de cerezas congeladas, sin hueso y sin azúcar añadida

- ¼ taza de frambuesas frescas o congeladas

- ¾ taza de agua de coco

En una licuadora mezcla las cerezas, las frambuesas, el agua de coco, la miel, las semillas de chía, las semillas de cáñamo, la vainilla y el hielo (si se desea). Licúa hasta que quede suave.

Licuado De Manzana Verde

- ¼ de limón, sin semillas

- ½ pepino, pelado y sin semillas

- 2 cucharaditas de miel virgen o jarabe de maple

- ½ taza de agua de coco

- 1 manzana verde, sin corazón, sin semillas y cortada en cuatro partes

- 1 taza de espinacas

En una licuadora mezcla el agua de coco, la manzana, la espinaca, el limón, el pepino,

la miel y el hielo (si se desea). Licúa hasta que quede suave.

Licuado Uno-Para-Todos

- ½ plátano

- 1 taza de leche de coco

- ½ cucharadita de extracto de vainilla

- 1 taza de espinacas en bolsa

- ½ taza de arándanos frescos

En una licuadora mezcla la espinaca, los arándanos, el plátano, la leche de coco,

y la vainilla. Licúa hasta que quede suave.

Licuado De Mango Y Tomillo

- ½ taza de leche de almendras sin endulzar

- ½ cucharadita de hojas frescas de tomillo

- Una pizca de sal de mar

- Una pizca de pimienta negra recién molida

- 1 taza de trozos de mango frescos o congelados

- ½ taza de uvas verdes frescas sin semillas

- ¼ de bulbo de hinojo

En una licuadora mezcla el mango, las uvas, el hinojo, la leche de almendras, las hojas de tomillo, la sal de mar

Licuado Fábrica De Proteína

- ¼ de taza de nueces de la India (opcional)
- 1 cucharada de semillas de cáñamo
- 1 o 2 hojas de menta
- 1 taza de leche de coco
- 1 taza de col rizada en bolsa, bien lavada
- ¼ de aguacate
- 1 taza de uvas frescas

En una licuadora mezcla la col rizada, el aguacate, las uvas, las nueces de la India (si se desea), las semillas de cáñamo,

las hojas de menta, la leche de coco y el hielo (si se desea). Licúa hasta que quede suave.

Licuado Chai

- ¼ de cucharadita de extracto de vainilla

- ½ cucharadita de mezcla de especias chai

- Una pizca de sal

- 1 plátano, cortado en rodajas de .6 cm

- 1 taza de leche de almendras sin endulzar

- 1 dátil, sin hueso y picado

- Cubos de hielo

En una licuadora mezcla la leche de almendras, el dátil, la vainilla, la mezcla de especias chai, la sal,

el plátano y el hielo. Licúa hasta que quede suave.

Ponche De Durazno Y Menta

- 1 cucharada de ralladura de limón

- 2 tazas de agua de coco

- 2 tazas de agua mineral

- 4 ramitas de menta fresa, divide

- 1 bolsa (283 g) de duraznos congelados en rodajas, sin azúcar añadida, ya descongelados.

- 3 cucharadas de jugo de limón recién exprimido

- 3 cucharadas de miel virgen o jarabe de maple

- Hielo

1. En un procesador de alimentos mezcla los duraznos, el jugo de limón, la miel y

la ralladura de limón. Procesa hasta que

quede suave.

2. En una jarra grande mezcla el puré de durazno y el agua de coco. Enfría la mezcla en el refrigerador.

3. Cuando esté listo para servir, pon hielo en cuatro vasos grandes (453 ml). Añade 1 ramita

de menta a cada vaso. Vierte aproximadamente ¾ de taza de la mezcla en cada vaso y

termina de llenarlos con agua mineral.

Licuado De Coco Y Jengibre

- 1 cucharadita de miel virgen o jarabe de maple

- 1 rebanada delgada de jengibre fresco

- Una pizca de cardamomo molido

- Hielo (opcional)

- ½ taza de leche de coco

- ½ taza de agua de coco

- ¼ de aguacate

- ¼ de taza de coco sin endulzar, rallado o en hojuelas

En una licuadora mezcla la leche de coco, el agua de coco, el aguacate, el coco,

la miel, el jengibre, el cardamomo y el hielo (si se desea). Licúa hasta que quede suave.

Licuado Superverde

- ¼ de aguacate

- 1 cucharadita de miel virgen o jarabe de maple

- 1 taza de leche de almendras sin endulzar

- 2 hojas de menta

- Una pizca de sal

- ½ limón

- Hielo (opcional)

- 1 taza de espinacas en bolsa

- ½ pepino, pelado

- ½ pera

En una licuadora mezcla la espinaca, el pepino, la pera, el aguacate, la miel, la leche de almendras, las hojas de menta, la sal, 1 o 2 chorritos de jugo de limón y el hielo (si se desea).

Licúa hasta que quede suave.

Budín De Chía Para El Desayuno

- ¼ de taza de jarabe de maple o miel virgen

- 1 cucharadita de extracto de vainilla

- 1 taza de cerezas congeladas, sin hueso y sin azúcar añadida, ya descongeladas, reserva el jugo, divide

- ½ taza de nueces de la India picadas, divide

- 2 tazas de leche de almendras

- ½ taza de semillas de chía

1. En un frasco con tapa hermética (946 ml) mezcla la lecha de almendras, las semillas de chía,

el jarabe de maple y la vainilla. Agita bien y deja reposar por lo menos 15 minutos.

2. (También puedes hacer esto la noche anterior y dejarlo en refrigeración). Divide el

budín en cuatro tazones y cubre cada uno con ¼ de taza de cerezas y 2

cucharadas de nuez de la India.

Arroz Con Coco

- 2 dátiles, sin hueso y picados

- 1 taza de arándanos frescos o frambuesas, divide

- ¼ de taza de almendras fileteadas, divide

- ½ taza de coco rallado, divide

- 1 taza de arroz integral basmati

- 1 taza de agua

- 1 taza de leche de coco

- 1 cucharadita de sal

Instrucciones:

1. Mezcla en una cacerola mediana a fuego alto, el arroz basmati, el agua,

la leche de coco, la sal y los trozos de dátiles.

2. Revuelve hasta que la mezcla empiece a hervir. Reduce la llama y cocina a fuego lento sin revolver por 20 a 30 minutos o hasta que el arroz esté suave.

3. Divide el arroz en cuatro tazones y vierte encima ¼ de taza de

arándanos, 1 cucharada de almendras y 2 cucharadas de coco.

Granola Para Preparar Por La Noche

- 1 cucharada de vinagre de manzana (opcional)

- 1 manzana, sin corazón y picada

- Una pizca de canela molida

- 2 tazas de copos de avena sin gluten

- 1¾ tazas de leche de coco

- ¼ de taza de jugo de manzana sin azúcar añadida

Instrucciones:

1. En un tazón mediano mezcla la avena, la leche de coco, el jugo de manzana y

el vinagre (si se desea).

2. Cubre y refrigera toda la noche.

3. A la mañana siguiente mezcla la

manzana picada y adereza la granola con la

canela.

Quinoa Sazonada

- 1 cucharadita de canela molida

- 1 cucharadita de extracto de vainilla

- Una pizca de sal

- 1 taza de frutos del bosque de tu elección, divide

- ¼ de taza de avellanas picadas

- 1 taza de quinoa, enjuaga bien

- 2 tazas de agua

- ½ taza de coco rallado

- ¼ de taza de semillas de cáñamo

- 2 cucharadas de semillas de linaza

Instrucciones:

1. Mezcla en una cacerola mediana a fuego alto, la quinoa y el agua.

2. Cuando hierva, baja la llama y cocina a fuego lento por 15 a 20 minutos o hasta que la quinoa esté bien cocida (debe aumentar su tamaño al doble o triple, parecida

al cuscús y ligeramente translúcida).

3. Agrega el coco, las semillas de cáñamo, la linaza, la canela, la vainilla y la sal.

4. Divide la quinoa en cuatro tazones y vierte encima ¼ de taza de

frutos del bosque y 1 cucharada de avellanas.

Crepas De Trigo Sarraceno Y Frutos Del Bosque

- 1 taza de harina de trigo sarraceno
- ½ cucharadita de sal
- 2 cucharadas de aceite de coco (1 cucharada derretida)
- 1½ tazas de leche de almendra o agua
- 1 huevo
- 1 cucharadita de extracto de vainilla
- 3 tazas de frutos del bosque frescos, divide
- 6 cucharadas de mermelada de chía, divide

1. En un tazón pequeño bate la harina de trigo sarraceno, la sal, 1 cucharada de

aceite de coco derretido, la leche de almendras, el huevo y la vainilla hasta que la mezcla esté suave.

2. En una sartén antiadherente grande (30 cm), derrite a fuego lento

la otra cucharada de aceite de coco. Inclina la sartén para que se cubra de manera uniforme con

el aceite derretido.

3. Vierte a la sartén, con un cucharón, ¼ de taza de la mezcla. Inclina la sartén para que se cubra de manera uniforme con la mezcla.

4. Cocina por 2 minutos o hasta que las orillas comiencen a curvarse hacia arriba. Da la vuelta a la crepa usando una espátula y cocina por 1 minuto el otro lado. Pasa la crepa a

un plato.

5. Sigue haciendo las crepas hasta terminar con la mezcla. Debe rendir para 4 a 6

crepas.

6. Pon 1 crepa en un plato, vierte encima ½ taza de frutos del bosque y una cucharada de mermelada

de chía. Dobla la crepa para cubrir el relleno. Repite con las otras crepas y sirve.

Yogur Caliente De Chía Y Frutos Del Bosque Sin Lácteos

- 2 cucharadas de jugo de limón recién exprimido

- ½ vaina de vainilla, cortada a lo largo

- 1 cucharada de semillas de chía

- 4 tazas de yogur sin endulzar de almendras o de coco

- 1 paquete (283 g) de mezcla congelada de frutos del bosque, ya descongelado

- 2 cucharadas de jarabe de maple

Instrucciones:

1. Mezcla en una cacerola mediana a fuego alto, los frutos del bosque, el jarabe de

maple, el jugo de limón y la vaina de vainilla.

2. Revuelve constantemente la mezcla hasta que hierva. Reduce la llama y cocina a fuego lento por 3 minutos.

3. Quita la cacerola del fuego. Saca la vaina de vainilla de la mezcla

y tírala. Agrega y mezcla las semillas de chía. Deja reposar por 5 a 10 minutos para que las semillas

espesen.

4. Divide la mezcla de frutas en cuatro tazones y vierte encima 1 taza de yogur.

Waffles De Trigo Sarraceno

- 1 huevo

- 1 cucharada de jarabe de maple

- 2 cucharaditas de extracto de vainilla

- 1 taza de agua

- 1½ tazas de leche de almendra

- Aceite de coco, para untar en la wafflera

- 1½ tazas de harina de trigo sarraceno

- ½ taza de harina de arroz integral

- 2 cucharaditas de polvo de hornear

- 1 cucharadita de bicarbonato de sodio

- ½ cucharadita de sal

Instrucciones:

1. En un tazón mediano mezcla la harina de trigo sarraceno, la harina de arroz, el polvo

de hornear, el bicarbonato de sodio y la sal.

2. A los ingredientes secos añade el huevo, el jarabe de maple y la vainilla. Bate lentamente mientras agregas el agua y la leche de almendras hasta que la mezcla esté completamente suave.

3. Deja que la mezcla repose por 10 minutos para que se espese ligeramente.

4. La harina de trigo sarraceno puede precipitarse al fondo del tazón mientras se reposa la mezcla, así

que asegúrate de mezclar bien antes de usar.

5. Calienta la wafflera y unta el aceite de coco con una brocha.

6. Agrega la mezcla a la wafflera y cocina

siguiendo las instrucciones del

fabricante.

Hotcakes De Coco

- 1 cucharadita de extracto de vainilla

- ½ taza de harina de coco

- 1 cucharadita de bicarbonato de sodio

- ½ cucharadita de sal

- 4 huevos

- 1 taza de leche de coco o de almendras, más una cantidad adicional conforme se vaya necesitando

- 1 cucharada de aceite de coco derretido o mantequilla de almendras, más una cantidad adicional para ir engrasando la sartén 1 cucharada de jarabe de maple

Instrucciones:

1. En un tazón mediano mezcla con una

batidora eléctrica los huevos, la leche de coco, el aceite de coco, el jarabe

de maple y la vainilla.

2. En un tazón pequeño mezcla la harina de coco, el bicarbonato de sodio y la sal. Agrega

los ingredientes secos a los húmedos y bate bien, hasta que

la mezcla no tenga grumos.

3. Si la mezcla está muy espesa, agrega un poco de líquido para rebajar la consistencia hasta que parezca una mezcla tradicional para hotcakes.

4. Engrasa ligeramente una sartén grande con aceite de coco. Calienta a fuego

medio alto.

5. Vierte la mezcla con un cucharón de ½ taza y cocina por aproximadamente 3 minutos o hasta que la mezcla tenga un color

café dorado en el fondo. Dale la vuelta y cocina por aproximadamente 2 minutos o más.

6. Apila los hotcakes en un plato mientras continúas cocinando el resto de la mezcla.

Rinde aproximadamente para 8 hotcakes.

Crema sin cereales

- O leche de coco entera (full-fat)
- 1/4 de cucharadita de extracto de vainilla
- 1/2 cucharadita de canela
- 1 cucharadita de miel virgen o jarabe de maple
- 2 cucharadas de mantequilla de almendras
- 1/4 de taza de coco rallado
- 6 cucharadas de agua tibia

Tahini de calabaza

- 1/4 de taza de agua tibia
- 1/4 de cucharadita de extracto de

vainilla

- 1/4 de cucharadita de canela
- 1 cucharada de tahini
- (crudo o tostado)
- 1/2 taza de calabaza en conserva

- 1 cucharada de coco rallado

Muffins De Huevo Y Strudel De Manzana

- 1 1/2 cucharadas de mantequilla o aceite de coco

- 9 huevos

- 3 cucharadas de leche de coco

- 1 1/2 cucharadas de harina de coco
- 1/4 de cucharadita de bicarbonato de sodio
- 3 manzanas verdes grandes,
- cortadas en trozos de 1.3 cm
- (aproximadamente 2 tazas)

- 3 cucharadas de agua tibia

- 2 cucharaditas de canela, divide

Pollo Con Salvia Y Canela

Ingredientes:

- ☐ 1-2 cucharadas de salvia

- ☐ 1 cucharada de canela

- ☐ Sal marina y pimienta negra al gusto

- ☐ 6 piernas de pollo

- ☐ 2 cucharadas. mantequilla alimentada con pasto, derretida

Instrucciones:

1. Precaliente el horno a 204°C (400°F). Enjuague el pollo con agua

fría y séquelo.

2. Utilice de 1 a 2 cucharaditas de mantequilla derretida para cubrir el fondo de la sartén para asar. Use la mantequilla restante para frotar todo el pollo y luego sazone con salvia, canela, sal y pimienta al gusto.

3. Coloque las piernas de pollo en la sartén para asar asegurándose de que no quede demasiado lleno.

4. Hornee a 204°C (400°F) durante 30 minutos. Reduzca el fuego a 182°C (360°F) y continúe horneando de 15-30 minutos o hasta que las piernas alcancen una temperatura interna de al menos 74°C (165°F).

5. Para que la piel quede crujiente, ase a la parrilla durante los últimos 5 minutos.

6. Retirelo del sartén y emplaté; déjelo reposar envuelto con papel aluminio durante 10 minutos antes de servir.

Cazuela Caveman

Ingredientes:

☐ 2 zanahorias, peladas y ralladas

☐ 4 cucharadas de ghee

☐ 2 cucharadas de harina de arroz

☐ 2 tazas de caldo de pollo

☐ 280gr. (10 onzas) de chícharos congelados

☐ 1 plátano muy maduro

☐ 1kg. (2 lbs.) pavo molido

☐ 2 cucharadas de aceite de coco

☐ Sal y pimienta al gusto

☐ 2 cucharadas de condimento para aves

☐ 1.5kg. (2 ½ lbs.) de camote, pelado cortado en cubos

☐ 1 cebolla blanca mediana, cortada en cubitos de 1 pulgada

Instrucciones:

1. Precaliente el horno a 204°F (400°F). En una sartén profunda, caliente 2 cucharadas de aceite de coco a fuego alto. Agregue el pavo

molido y sazone con sal, pimienta y con el condimento para aves. Cocine de 5 a 10 minutos, agregue las cebollas y las zanahorias, y continúe cocinando hasta que esté listo por unos 5 minutos más. Escurra todo el exceso de aceite del pavo y reservelo.

2. Ponga los camotes en una olla y cúbralos con agua. Tape la olla, deje hervir y cocine hasta que esté listo, aproximadamente de 12 a 15 min. Escurra los camotes en un colador; y guárdelos.

3. En una cacerola pequeña, prepare la salsa derritiendo 2 cucharadas de ghee a fuego medio. Bátalos con la harina de arroz hasta que esté combinado. Mezcle el caldo de pollo y sazone con sal y pimienta. Déjelo espesar unos minutos.

4. Agregue la salsa a la mezcla de pavo a fuego medio. Agregue los chícharos congelados y apague el fuego.

5. Derrita las 2 cucharadas restantes de ghee. Pele y corte el plátano y échelo en el ghee derretido, luego agregue los camotes y tritúrelos.

6. Extienda la mezcla de pavo en el fondo de una caserola de 9 × 13 pulgadas. Extienda el puré de camotes uniformemente por encima. Hornee de 10 a 15 minutos. Retírelo del horno, sirva y disfrute.

Brochetas De Solomillo Superior

Ingredientes:

☐ 440gr. (16 onzas) de tomates cherry

☐ 3 dientes de ajo picados

☐ 2 cucharadas de condimento italiano

☐ Sal y pimienta al gusto

☐ Aceite de oliva virgen extra

☐ 2 solomillos o filetes de carne alimentados con pasto, picados

☐ 1 cebolla grande, en rodajas

☐ 3 pimientos morrones, del color de

su elección

Instrucciones:

1. Si usa brochetas de madera, remójelas por 20 minutos en agua antes de cocinar con ellos.

2. Precaliente su parrilla a fuego medio-alto.

3. Coloque todos los ingredientes en un tazón y asegúrese de obtener una capa uniforme y agradable. Use suficiente aceite de oliva para cubrir ligeramente todo.

4. Una vez que las brochetas estén empapadas, comience a ensartar los ingredientes alternandolos en las brochetas: bistec, pimiento, cebolla, tomate, etc.

5. Ase a la parrilla de 10 a 15 minutos sin tapar, volteándolo de vez en cuando para que los bistecs queden medio cocidos.

6. Sirva con una guarnición de su elección, recomiendo mi puré de camote o brócoli a la parrilla con aderezo de almendras (recetas en civilizedcavemancooking.com).

7. Disfrute.

Cubeta De Alitas Picantes

Ingredientes:

- ☐ ¾ taza de salsa picante Frank's Red Hot Sauce

- ☐ ¼ taza de agua

- ☐ Pimienta negra

- ☐ 2 dientes de ajo

- ☐ 12 piernas de pollo (o alitas o muslos)

- ☐ ½ taza de mantequilla alimentada con pasto (o aceite de coco)

Instrucciones:

1. Combine la mantequilla, la salsa picante y el agua en un tazón y revuelva hasta que estén bien combinados.

2. Cubra el fondo de su olla de barro con las piernas de pollo.

3. Agregue a su pollo pimienta al gusto.

4. Vierta la mezcla de salsa sobre todo el pollo.

5. Tape y cocine a fuego lento durante 6 horas.

6. Una vez hecho esto, retire el pollo y colóquelo en una bandeja para hornear. Precaliente el horno a la parrilla.

7. Vierta la salsa restante de la olla de

barro en una cacerola. Agregue 3 dientes de ajo y reduzca a la mitad.

8. Rocíe los muslos con la salsa y ase en el horno a temperatura alta de 3-5 minutos para que estén crujientes.

9. Disfrute.

Coles De Bruselas Con Mora Azul

Ingredientes:

☐ 1 cucharadita de tomillo fresco, picado

☐ Jugo de 1 lima

☐ Sal y pimienta al gusto

☐ 4 cucharadas de mantequilla

alimentada con pasto

☐ Medio kilo (1 libra) de coles de Bruselas, en rodajas finas

☐ 1 cebolla morada pequeña, en cubitos

☐ 1 taza de moras azules frescas

Instrucciones:

1. Precaliente la sartén a fuego medio

2. Derrita 1 cucharada de mantequilla en la sartén y saltee las

cebollas hasta que estén ligeramente doradas.

3. Agregue las coles de Bruselas, las moras azules, la mantequilla restante y sazone con sal y pimienta.

4. Continúe cocinando durante unos 20 minutos, revolviendo con frecuencia hasta que las coles de Bruselas estén cocidas a su gusto.

5. Espolvoree con tomillo y rocíe el jugo de lima por todas partes.

6. Emplaté y disfrute.

Sopa De Coliflor Con Ajo

Ingredientes:

☐ 3 dientes de ajo, pelados y cortados en cubitos

☐ Sal y pimienta al gusto

☐ 1 cabeza grande de coliflor, sin corazón y cortada en

floretes

☐ Queso de cabra con hierbas para decorar

☐ 3 cucharadas de aceite de oliva extra virgen, más extra para

rociar

☐ 1 cebolla blanca mediana, cortada

en cubitos

Instrucciones:

1. En una olla grande o en un horno holandés, caliente el aceite de oliva a fuego medio-bajo.

2. Agregue las cebollas y una pizca de sal y saltee hasta que estén tiernas, aproximadamente por 10 minutos.

3. Agregue el ajo y saltee durante otros 5 a 10 minutos, revolviendo con frecuencia.

4. Agregue la coliflor y 2 tazas de agua. Tape la olla y cocine a fuego lento hasta que la coliflor esté tierna checando con un tenedor, unos 10-15 minutos.

5. Destape y agregue otras 4 tazas de agua, suba el fuego a alto hasta que hierva.

6. Reduzca el fuego a bajo para mantener un fuego lento constante y continúe cocinando por otros 20 minutos.

7. Ahora puedes usar una batidora de inmersión para hacer puré tu sopa, o trabajar en lotes y licuarla en un procesador de alimentos o licuadora.

8. Una vez hecho puré, manténgalo a fuego lento hasta que esté listo para servir.

9. Sirva la sopa en tazones, rocíe con aceite de oliva, sazone con sal y pimienta y decore con el queso de cabra con hierbas.

Sopa De Calabaza Moscada Contocino

Ingredientes:

- ☐ 1 manzana pequeña, picada

- ☐ 2 tazas de caldo de pollo

- ☐ 1 taza de leche de coco entera

- ☐ 1 cucharadita de sal

- ☐ 1-2 cucharadas de canela (dependiendo de las papilas gustativas, comience con 1 y agregue al gusto)

- ☐ 1 cucharada de nuez moscada

☐ 1 calabaza butternut grande, pelada y cortada en

trozos grandes

☐ 3 zanahorias enteras, peladas y cortadas en trozos grandes

☐ 1 ½ cucharada de aceite de coco, derretido

☐ 230gr (½ libra) de tocino crudo, picado

☐ 1 cebolla pequeña, picada

Instrucciones:

1. Precaliente el horno a 182°C (360 ° F).

2. Mezcle la calabaza y las zanahorias con aceite de coco y colóquelas en un

plato para hornear.

3. Ase sin tapar durante 35 minutos o hasta que estén tiernos.

4. En una olla grande o en un horno holandés, cocine el tocino a fuego medio, hasta que esté crujiente. Retire el tocino con una cuchara ranurada y guarde para la guarnición de la sopa.

5. Agregue la cebolla y la manzana a la mezcla de zanahorias y calabazas , y saltee en la grasa del tocino a fuego medio por 5 minutos.

6. Agregue a la mezcla de calabaza y zanahoria el caldo de pollo y la leche de coco en la olla y déjela hervir, revolviendo con frecuencia.

7. Retirar del fuego.

8. Use una batidora de inmersión,

procesador de alimentos o licuadora para hacer puré su sopa hasta que quede suave (nota: es posible que deba hacer el puré en lotes).

9. Regrese la sopa a la olla y cocine a fuego lento. Sazone con sal, canela y nuez moscada.

10. Sirva la sopa en tazones grandes adornados con tocino. También puede congelar la sopa para guardarla para más tarde. He congelado la mía hasta por 2 meses.

Mantequilla De Manzana Y Calabaza

Ingredientes:

☐ 6 manzanas, sin corazón, peladas y cortadas en rodajas (de cualquier variedad)

☐ 1/2 taza de puré de calabaza

☐ 1/2 taza de leche de coco

☐ 1/2 taza de nueces picadas

☐ 1 cucharadita de vainilla

☐ 1 cucharadita de nuez moscada

☐ Una pizca de clavo de olor

Instrucciones:

1. Cubra el fondo de su olla de barro con manzanas.

2. En un tazón, combine la calabaza, la leche de coco, la nuez moscada y los clavos. Mezcle bien y vierta esta mezcla sobre las manzanas en la olla de barro.

3. Ponga la olla de barro a fuego lento y deje cocinar durante al menos 7 horas.

4. Sirva como está, o use un procesador de alimentos o una batidora de inmersión para mezclarlo hasta obtener una mantequilla suave.

Nota: Puede servir esto como está, o con algunas tazas de mantequilla de calabaza o en muffins.

Brownies De Calabaza

Ingredientes:
- ☐ 1 cucharada de canela
- ☐ 1 cucharada de especias para pay de calabaza
- ☐ 2 cucharaditas de extracto de vainilla
- ☐ ½ cucharadita de bicarbonato de sodio
- ☐ ¼ cucharadita de sal marina
- ☐ 1 taza de concentrado de crema de coco
- ☐ 3 huevos de su agricultor local
- ☐ ½ taza de miel orgánica cruda
- ☐ ½ taza de puré de calabaza
- ☐ ¼ taza de cacao orgánico en polvo

Ingredientes para el Glaseado:
- ☐ 2 cucharadas de miel orgánica cruda
- ☐ ½ cucharadita de vainilla

☐ ½ cucharadita de especias para pastel de calabaza

☐ 4 cucharadas de manteca vegetal (de aceite de palma) o mantequilla alimentada con pasto

Instrucciones:

1. Precaliente el horno a 162.7°C (325 °F). Mezcle todos los ingredientes de los brownies en un tazón con una batidora de mano.

2. Vierta la masa en un molde para muffins pequeño engrasado (engrasado con aceite de coco). También puede usar un plato para hornear de 20 × 20cm (8 × 8 pulgadas).

3. Coloque en el horno y hornee por 20 minutos (30-35 minutos si usa un plato de 20x20cm [8x8 pulgadas]), o hasta que sus brownies pasen la prueba del palillo de dientes.

4. Retírelo del horno y déjelo enfriar.

Instrucciones del Glaseado:
1. Coloque todos los ingredientes del glaseado en un tazón para mezclar y mezcle hasta que estén bien combinados.
2. Utilizar y servir a temperatura ambiente. Asegúrese de que sus brownies estén fríos, cubra con glaseado y sirva.
¡Disfrute!

Brownies Espresso De Mora Azul

Ingredientes:
- ☐ 1 cucharada de canela
- ☐ 1 cucharada de café molido de su elección
- ☐ 2 cucharaditas de extracto de vainilla
- ☐ ½ cucharadita de bicarbonato de sodio
- ☐ ¼ cucharadita de sal marina
- ☐ 1 taza de moras azules
- ☐ 1 taza de concentrado de crema de coco, derretido, y
más para rociar
- ☐ 3 huevos de su agricultor local
- ☐ ½ taza de miel orgánica cruda
- ☐ 1 taza de nueces, trituradas
- ☐ ¼ taza de cacao en polvo orgánico

Instrucciones:

1. Precaliente el horno a 162.7°C (325 °F). Engrase un plato para hornear de 22.8x33cm (9x13 pulgadas o un molde para mini muffins) con aceite de coco.

2. Coloque la crema de coco, los huevos, la miel, las nueces, el cacao en polvo, la canela, el café molido, la vainilla, el bicarbonato de sodio y la sal en un tazón para mezclar. Use una batidora de mano o una batidora de pie para combinar todos los ingredientes hasta que estén bien mezclados.

3. Doble las moras azules a mano para no aplastarlas.

4. Vierta la masa en el molde para hornear preparado y hornee durante unos 25-30 minutos, o hasta que un palillo salga limpio.

5. Retírelo del horno y déjelo enfriar.

6. Una vez frío, rocíe el concentrado

de crema de coco derretido sobre los brownies.

Cocochocodamia Cookie Balls

Ingredientes:
☐ ½ taza de nueces de macadamia, picadas en trozos o finas
☐ ½ taza de coco rallado sin azúcar
☐ ¾ taza de chispas de chocolate amargo
☐ ½ taza de aceite de coco derretido
☐ ½ taza de miel cruda (u otro edulcorante natural)
☐ 4 huevos
☐ ½ cucharadita de extracto de vainilla
☐ ⅛ cucharadita de sal marina
☐ 1 taza de harina de coco

Instrucciones:
1. Precaliente el horno a 196°C

(385°F).

2. En un tazón grande, mezcle el aceite de coco derretido y la miel. Agregue los huevos, el extracto de vainilla y la sal marina y mezcle bien.

3. Agregue la harina de coco, las nueces de macadamia, el coco rallado y las chispas de chocolate.

4. En bandejas para hornear forradas con papel para hornear, coloque cucharadas colmadas de la masa para galletas.

5. Hornee por 20 minutos o hasta que estén doradas. Retírelos del horno, cambielos de recipiente para dejar enfriar y disfrutar con un gran vaso de leche de almendras.

Galletas Caveman

Ingredientes:
- ☐ ½ taza de moras azules secas
- ☐ ½ taza de albaricoques secos
- ☐ ½ taza de coco rallado
- ☐ 1 cucharada de aceite de oliva virgen extra
- ☐ 2 huevos
- ☐ 1 taza de almendras tostadas

Instrucciones:
1. Lo primero que necesita hacer es tostar las almendras, así que precalienta el horno a 182.2°C (360°F) y esparce todas las almendras en una bandeja para hornear. Hornea por 10 minutos.
2. Deja el horno a 182.2°C (360°F).
3. Coloque las almendras tostadas, los

moras azules, los albaricoques y el coco rallado en un procesador de alimentos y presione continuamente hasta que todo esté picado.

4. Encienda el procesador de alimentos a fuego lento y déjelo funcionar mientras rocía lentamente con aceite de oliva.

5. Transfiera esta mezcla a un tazón y mezcle bien con los 2 huevos.

6. Con las manos, forme empanadas delgadas o barras largas (o cualquier forma que desee), manténgalas de aproximadamente 6 milímetros (¼ de pulgada) de grosor.

7. Coloque las galletas en una bandeja para hornear forrada con papel para hornear o en una bandeja para hornear antiadherente y hornee por 20 minutos.

8. Transfiera a una rejilla para enfriar para que no se sigan cocinando.

Disfrute.

Sabroso Relleno Verde

Ingredientes:
- ☐ 1 cucharada de aceite de oliva o aceite de coco
- ☐ ½ taza de cebolla amarilla, picada
- ☐ 340gr. (12 onzas) de verduras congeladas (espinacas, col rizada, coles, hojas de mostaza, etc.), descongeladas, reserva el líquido
- ☐ 1 taza de harina de almendras
- ☐ ½ taza de caldo de verduras
- ☐ 1 huevo criado en pastura
- ☐ 1 cucharadita de albahaca seca
- ☐ Sal y pimienta

Instrucciones:

1. Precaliente el horno a 196.1°C (385°F). Rocíe un plato para hornear de 20.3 x 20.3 cm (8 × 8 pulgadas) con aceite de coco en aerosol para

cocinar y reserve.

2. Calentar el aceite a fuego medio en una sartén mediana y agregar la cebolla picada. Saltee hasta que esté transparente, de 5 a 7 minutos, y retire del fuego.

3. En un tazón grande, mezcle las cebollas y todos los ingredientes restantes asegurándose de que todos estén bien cubiertos.

4. Vierta la mezcla en el molde para hornear. Cubra con papel aluminio y hornee por 15 minutos.

5. Retire el papel aluminio y hornee por otros 5 a 10 minutos, hasta que la mezcla esté completamente caliente

.

Sopa De Col Asada

Ingredientes:
- ☐ 1 repollo rojo o verde en rodajas finas
- ☐ 4 cucharadas de aceite de oliva extra virgen, dividido
- ☐ 2 cucharaditas de sal, dividido
- ☐ 4 zanahorias, peladas y cortadas en cubitos
- ☐ 1 cebolla dulce grande, cortada en cubitos
- ☐ Medio kilo (1 libra) de nabos, pelados y picados
- ☐ 4 tazas de caldo de verduras
- ☐ 2 a 4 tazas de agua

Instrucciones:

1. Precaliente el horno a 196.1°C (385°F).
2. Mezcle el repollo con 3

cucharadas de aceite de oliva y 1 cucharadita de sal hasta que esté bien cubierto, luego esparza uniformemente en una bandeja para hornear grande.

3. Hornee el repollo durante 45 a 60 minutos, volteándolo cada 15 minutos hasta que se dore en algunas partes. Retirar del horno y resérvelo.

4. Mientras se asa el repollo, en una sartén grande, saltee las zanahorias y la cebolla con la cucharada restante de aceite de oliva y 1 cucharadita de sal a fuego lento hasta que la zanahoria comience a ablandarse y la cebolla esté parcialmente translúcida.

5. Agregue el repollo y los nabos y revuelva bien. Agrega el caldo de verduras y suficiente agua para cubrir todas las verduras.

6. Déjelos hervir, luego reduzca el fuego a bajo y tapelo.

7. Revuelva de vez en cuando y cocine durante unos 30 minutos, o hasta que todas las verduras estén tiernas. Agregue más agua según sea necesario para mantener las verduras cubiertas.

Ensalada De Hongos, Calabaza Y Col Rizada

Ingredientes:
☐ 1 manojo de col rizada, lavada y cortada en pedazos
☐ 1 taza de calabaza butternut cocida cortada en cubos
☐ ¼ taza de queso feta
☐ 1 cucharada de aceite de coco o aceite de oliva
☐ ½ taza de cebolla amarilla picada
☐ 1 taza de champiñones picados de cualquier variedad

Instrucciones:

1. Caliente el aceite en una sartén grande a fuego medio.
2. Saltee las cebollas y los champiñones durante unos minutos y luego agregue la col rizada.

Continúe salteando hasta que las
cebollas estén tiernas,
aproximadamente de 10 a 15 minutos.
3. Agregue la calabaza cocida y
revuelva para combinar.
4. Cubra con queso feta.

Queso De Anacardo

Ingredientes:
- ☐ 2 cucharadas de aceite de coco
- ☐ 1 a 2 dientes de ajo o ½ cucharadita de ajo en polvo (opcional)
- ☐ Sal y pimienta, al gusto
- ☐ Medio kilo (1 libra) de castañas de cajú
- ☐ 1-2 limones (suficientes para el jugo de limón ½ taza)

Instrucciones:

1. Vierta los anacardos en un tazón grande, cúbralos con agua y déjelos reposar durante la noche.
Por la mañana, escúrralos y colóquelos en un procesador de alimentos.

2. Procese los anacardos. Una vez que se hayan roto un poco, agregue los ingredientes restantes. Es posible que deba agregar un poco de agua a medida que avanza, pero *agréguela lentamente*. Los ingredientes se volverán más cremosos cuanto más los procese, no se apresure.

Enérgico Calabacín Frito

Ingredientes:
- ☐ 1 calabacín grande
- ☐ ½ taza de harina de almendras
- ☐ Sal y pimienta
- ☐ 1 huevo criado en pasto
- ☐ ¼ cucharadita de agua

Instrucciones:

1. Precaliente el horno a 218.3°C (425 °F). Rocíe una bandeja para hornear con aceite de coco en aerosol.

2. Batir el huevo con el agua.

3. Corte el calabacín en tiras parecidas a papas fritas. Sumerja cada tira en el huevo, luego enróllelo en la harina de almendras y colóquela en la bandeja para hornear.

4. Hornee durante unos 30 minutos, hasta que las patatas fritas estén ligeramente doradas.

5. Retírelo del horno. Añada sal y pimienta al gusto.

Pv Pancakes

Ingredientes:
- ☐ 1 huevo criado en pasto
- ☐ ½ cucharadita de canela
- ☐ 1 plátano

Instrucciones:
1. Trituré el plátano con un tenedor o procesador de alimentos, luego bata el huevo.
2. Agregue la canela y revuelva rápidamente.
3. Caliente una sartén cubierta con aceite de coco en aerosol a fuego medio. Vierta de 2 a 3 formas pequeñas de panqueques.
4. Una vez que aparezcan burbujas en la superficie de cada panqueque, voltee y cocine por el segundo lado hasta que esté listo.

Arroz De Coliflor Básico

Ingredientes:
☐ 2 cucharadas de ghee o aceite de coco
☐ Sal y pimienta
☐ 1 cabeza de coliflor
☐ 1 cebolla finamente picada

Instrucciones:
1. Picar la coliflor en trozos. Use un procesador de alimentos o un rallador de mano para rallar la coliflor hasta obtener una consistencia similar a la del arroz.
2. Derrita el ghee o el aceite de coco en una sartén a fuego medio.
3. Agregue la cebolla y saltee hasta que se ablanden, aproximadamente 5 minutos.
4. Agrega la coliflor y mezcla bien con la cebolla y la grasa.

5. Puede cubrir la sartén durante 5 a 10 minutos para cocinar la coliflor o tratarla como un sofrito y subir el fuego un poco, revolviendo la coliflor con frecuencia hasta que comience a dorarse. No cocine demasiado.

6. Sazone con sal y pimienta al gusto y sirva.

Pimientos Rellenos

Ingredientes:

- 3 dientes de ajo picados
- 1 (6oz.) lata de pasta de tomate
- ¼ de taza de agua
- 1 cucharada de condimento italiano
- Sal y pimienta al gusto
- 8 pimientos pequeños de cualquier color
- ½ cabeza de coliflor
- 226gr. de carne molida de vacuno con hierbas
- 226 gr.de carne depavo molidamagra
- 1 cebollatroceada

Instrucciones:

1. Cortar la coliflor en ramilletes y ponerla en un procesador de alimentos juntocon las cebollas y el ajo.

2. Cortar la parte superior de los pimientos y quitar las semillas, conservando la parte superior del pimiento.

3. Combinar las verduras trituradas con la carne molida, la pasta de tomate, el condimento italiano, la sal y la pimienta en un tazón mediano.

4. Rellenar la mezcla de carne en los pimientos y volver a colocar la parte superior.

5. Colocar los pimientos rellenos en la olla de cocción lenta y verter el agua en la olla de cocción lenta alrededor de ellos.

6. Cubrir y cocinar a fuego LENTO de 6 a 8 horas.

Coles De Bruselas Con Limón

Ingredientes:

- 3 cucharadas de aceite de coco
- Sal y pimienta al gusto
- ½ taza de agua
- 900gramos de Coles de Bruselas
- 1 cebolla rojatroceada
- 3 limones pequeños

Instrucciones:

1. Lavar las coles de Bruselas, luego recortar los extremos y cortarlas por la mitad. Colocarlas en la olla de cocción lenta.

2. Añadir las cebollas picadas a la olla de cocción lenta, revolviéndolas con las coles de Bruselas.

3. Rociar el aceite de coco sobre los ingredientes en la olla de cocción lenta

y sazonar con sal y pimienta al gusto.

4. Exprimir los limones sobre los ingredientes en la olla de cocción lenta y luego revolver para distribuir uniformemente el jugo.

5. Verter ½ vaso de agua y luego cubrir y cocinar a fuego LENTO de 4 a 5horas o afuegoALTO de 2 a 3 horas.

Zanahorias Glaseadas

Ingredientes:

- 1 ½ taza de agua
- 2 cucharadas de mantequilla de coco
- Sal y pimienta al gusto
- 900gramos de zanahorias pequeñas
- ¼ de taza de miel orgánica

Instrucciones:

1. Poner las zanahorias en la olla de cocción lenta y cubrirlas con agua.

2. Cubrir y cocinar a fuego LENTO de 6 a 8 horas o hasta que las zanahorias estén tiernas.

3. Escurrir el agua de la olla de cocción lenta y añadir la miel, la mantequilla de coco, la sal y la pimienta.

4. Cubrir de nuevo y cocinar a fuego LENTO durante 30 minutos hasta que la miel se derrita en un glaseado.

Brownies De Chocolate Negro

Ingredientes:

- 1 taza de miel
- 1 cucharada de extracto de vainilla
- ¾ de cucharadita de polvo parahornear
- 1/2 cucharadita de sal
- 1 taza de nueces picadas
- ½ taza de cacao para hornear sin azúcar
- 1 ½ taza de harina de almendra
- 8 oz. de chocolate negro sin azúcar picado
- 4 cucharadas de mantequilla de coco
- 3 huevos, batidos

Instrucciones:

1. Cubrir el interior de su olla de cocción

lenta con aerosol de cocina y luego forrar el fondo con papel pergamino para facilitar la extracción delos brownies.

2. Combinar la harina de almendras, el cacao en polvo, el polvo para hornear y la sal en un bol pequeño. Poner a un lado.

3. Calentar el chocolate negro sin azúcar, la miel y la mantequilla de coco en una olla doble a fuego medio. Revolver a menudo hasta que el chocolate se derrita y la mezcla esté suave.

4. Retirar del fuego y añadir los huevos. Añadir la mezcla de harina y luego las nueces. No revolveren exceso.

5. Verter la masa en la olla de cocción lenta, extendiéndola uniformemente.

6. Cubrir y cocinar a fuego LENTO durante 3:30 horas. Destapar y cocinar por 30 minutos más para crear una corteza sobre los brownies.

7. Enfriar completamente antes de sacarlos

de la olla de cocción lenta para cortar y servir.

Tarta Pudín De Calabaza

Ingredientes:

- 1 taza de harina de almendra
- 2 cucharadas de especias para tarta de calabaza
- ¼ de taza de mantequilla de coco derretida
- 1 (15oz) lata de puré de calabaza
- ¼ de taza de leche de coco
- ¼ de taza de miel
- 1 taza de nueces tostadas, picadas

Instrucciones:

1. Cubrir el interior de la olla de cocción lenta con aerosol de cocina.

2. Combinar el puré de calabaza, la leche de coco, la miel y la mitad de las especias de la tarta de calabaza en un tazón mediano, revolviendo para combinar. Añadir la masa a la olla de cocción lenta.

3. Mezclar la harina de almendras, las nueces y el resto de las especias de la tarta de calabaza en otro bol y luego espolvorearlas sobre la masa en la olla de cocción lenta.

4. Espolvorear la mantequilla de coco derretida sobre los ingredientes en la olla de cocción lenta.

5. Cubrir y cocinar a fuego ALTO durante 2:30 horas. Apagar la olla de cocción lenta y enfriar durante 30 minutos antes de servir.

Manzanas Rellenas De Pasas

Ingredientes:

- ½ cucharadita de canela molida
- ¼ detaza de jugo de manzana orgánico
- 1 cucharada de ghee (Mantequilla clarificada)
- 4 manzanas ácidas
- 1/3 de taza de pasas
- ¼ de taza de miel

Instrucciones:

1. Cortar las manzanas y colocarlas en posición vertical en el fondo de la olla de cocción lenta.

2. Combinar las pasas, la miel y la canela en un tazón pequeño y luego poner la mezcla en las manzanas.

3. Verter el zumo de manzana en la olla de cocción lenta alrededor de las manzanas y cubrir cada manzana con una pequeña porción de mantequilla clarificada.

4. Cubrir y cocinar a fuego LENTO de 5 a 6 horas o a fuego ALTO de 2:30 a 3 horas.

5. Usar una cuchara con ranuras para sacar las manzanas de la olla de cocción lenta y servirlas calientes.

Melocotón Conpulpa De Mora Crujiente

Ingredientes:

- 2 cucharadas de mantequilla de coco
- 1 cucharadita de canela molida
- Rociar miel orgánica
- 226 gr. de melocotones frescos en rodajas
- 1 pinta de moras frescas
- 1 ½ taza de harina de almendras

Instrucciones:

1. Cubrir el interior de la olla de cocción lenta con aerosol de cocina.

2. Combinar los melocotones en rodajas y moras en la olla de cocción lenta.

3. Verter la harina de almendras y la canela molida en un tazón mediano, revolviendo para combinar. Cortar la mantequilla de coco con un cortador de tartas.

4. Espolvorear la mezcla de harina de almendra sobre la fruta en la olla de cocción lenta y rociar con miel orgánica.

5. Cubrir y calentar a fuego LENTO durante 2:30 horas.

6. Apagar la olla de cocción lenta y enfriar durante 30 minutos antes de servir.

Compota De Frutas Con Especias

Ingredientes:

- 2 tazas de cerezas deshuesadas
- 3 cucharadas de concentrado dezumo de naranja
- 2 cucharadas de miel orgánica
- ½ cucharadita de jengibre molido
- 1 taza de nueces picadas
- 3 peras frescas, sin semilla y troceadas
- 1 taza de fresas en rodajas
- 1 taza de piña troceada

- 1 taza de albaricoques secos picados

Instrucciones:

1. Combinar las peras,fresas, piña, albaricoques y cerezas en la olla de cocción lenta.

2. Mezclar la miel, el concentrado de zumo de naranja y el jengibre molido y añadirlo a los ingredientes en la olla de cocción lenta.

3. Espolvorear las nueces picadas por encima y luego cubrirlas y cocinarlas a fuego lentode 6 a 8 horas o a fuego ALTO de 3 a 4 horas.

4. Apagar la olla de cocción lenta y enfriar durante 30 minutos antes de poner la cuchara en los platos para servir.

Chile Vegetariano Green Mountain Gringo

- 2 tazas de jugo de tomate
- 3 cucharadas de pasta de tomate
- Una lata de 15 onzas de frijoles negros bien escurridos
- 1 lata de 15 onzas de garbanzos bien escurridos, mitad enteros, mitad picados
- El zumo de 1 limón
- 1 manojo de cilantro fresco, picado en trozos grandes
- 1 manojo de cebollas verdes y blancas, cortadas en rodajas finas

- De 1 a 2 cucharadas de sal
- 2 aguacates maduros para decorar en grandes cubos
- 4 o 5 cucharadas de aceite de oliva
- 1 cebolla roja picada
- 10 dientes grandes de ajo cortados en rodajas finas
- 1 pimiento rojo sin semillas y picado
- 1 pimiento verde sin semillas y picado
- 1 chile jalapeño pequeño sin semillas y picado
- 1 calabacín sin semillas y troceado
- 1 calabaza de verano sin semillas y troceada
- 1 cucharada de comino molido
- 1 cucharada de chile en polvo
- 2 cucharaditas de paprika
- 2 cucharadas de harina de almendras
- 3 frascos (15 onzas) de Green Mountain Roasted Chili Salsa, dividida

Instrucciones:

El Mountain Gringo se puede encontrar en WholeFoods y otras tiendas de comestibles.

1. Colocar una olla grande de sopa de fuego mediano a alto. Añadir el aceite de oliva. Una vezcalentado, añadir la cebolla y cocinar de 3 a 5 minutos, revolviendo a menudo, hasta que las cebollas estén suaves y translúcidas.

2. Añadir el ajo junto con los pimientos rojos y verdes, y continuar cocinandoa fuego medio de otros 3 a 5 minutos.

3. Añadir el jalapeño, el calabacín y la calabaza de verano, y continuar cocinandohasta que todas las verduras se hayan ablandado. Asegúrese de sazonar ligeramente conporciones de 1 a 2 cucharadas de sal cada vez que se añada otro vegetal ala olla durante el proceso de cocción.

4. Añadir el comino, el chile en polvo y paprika a las verduras y cocinarlas de 1 a 2 minutos.

5. Añadir la harina de almendras y cocinar durante otros 2 minutos. La harina de almendrasespesará ligeramente el chile, por lo tanto, asegúrese de revolver a menudo para evitar que las verduras se quemen el fondo de la olla.

6. A continuación, haga puré 1 de los frascos de Green Mountain Gringo Roasted Chili Salsa hasta que esté suave.

7. Añadir el puré de laGreen Mountain Salsa junto con los 2 frascos regulares a las verduras salteadas con el jugo de tomate, pasta de tomate, frijoles negros, garbanzos enteros y garbanzos picados, y poner el chile a fuego lento.

8. Una vez que el chile hierva a fuego lento, colocar una tapa en la olla y cocinar a fuego lento durante unos 45 minutos para permitir que todos los sabores se mezclen. Asegúrese de revolvera menudo.

9. Añadir el zumo de limón, el cilantro y las cebollas verdes, y continuar cocinando a fuego lento durante los últimos 5 minutos

antes de servir.

10. Poner el chile en tazones y decorar con aguacate recién cortado.

Salmón Al Limón Con Raíces Dulces Y Picantes

Ingredientes

- 1 cucharadita de vinagre de sidra de manzana
- 1/2 taza de repollo rallado grueso
- 1/2 taza de col rizada (unas 3 o 4 hojas), en trozosgrandes
- 1/2 taza de champiñones cremini en rodajas
- 2 chiles tailandeses, cortados a lo largo
- 1/2 cucharadita de romero seco
- 1 cucharadita de albahaca tailandesa picada
- pimienta molida y sal al gusto
- 3 cucharadas de aceite de coco
- 2 batatas medianas, en cubos de 3/4 de pulgada
- 1 nabo mediano en cubos de 1/2 pulgada (alrededor de 1 taza)

- 2 remolachas doradas
- 2 zanahorias en juliana
- 3/4 de cucharadita de jengibre fresco pelado, picado
- 2 dientes de ajo picado
- 1 cebolla roja mediana
- 1/2 cucharadita de cúrcuma fresca ralladao 1/4 de cucharadita de cúrcuma

Para el salmón

1 cucharada de mantequilla, ghee o aceite de coco

2 cebollas verdes en rodajas

1/4 de cucharadita de jengibre fresco pelado y rallado,

Zumo de 1/2 limón dividido

2 filetes de salmón (5 onzas)

Verduras:

1. Calentar el aceite de coco en una sartén

grande o en el wok a fuego medio hasta que esté lo suficientemente caliente como para burbujear. Añadir un trozo de remolacha para comprobar.

2. Añadir las batatas, el nabo y la remolacha, todo a la vez. Cocinar unos 5 minutos, agitándolo con frecuencia.

3. Añadir las zanahorias, el jengibre, el ajo, la cebolla, la cúrcuma y el vinagre. Reducir el fuego justo por debajo de la media. Cubrirlo y cocinarlo durante 5 minutos.

4. Añadir el resto de los ingredientes y cocinar a fuego lento otros 7 minutos.

Salmón:

Si se sirve con los vegetales de raíz, comenzar este proceso durante el paso 3 anterior.

1. Colocar la mantequilla (o el ghee, o el aceite de coco) en una sartén mediana y derretirla completamente a fuego medio.

2. Añadir los chalotes, el jengibre y tres cuartos del zumo de limón.

3. Cocinar a fuego lento hasta que esté translúcido, luego retirar la mezcla de chalote y jengibre de la sartén y ponerla a un lado, manteniendo la mezcla delzumo de limón y la mantequilla en la sartén.

4. Volver a poner la sartén a fuego medio y añadir el salmón, con la piel hacia arriba para que los filetes se doren aproximadamente 5 minutos.

5. Voltear los filetes y verter el resto del zumo de limón por encima. Cocinar durante 3minutos.

6. Devolverel chalote y el jengibre a la sartén. El salmón se volverá firme cuando termine de cocinarse. Separar suavemente unas cuantas capas para asegurarse de que está cocido y quitar del calor.

7. Servir el salmón con los chalotes y jengibre por encima con porciones generosas de vegetales.

Estofado De Lentejas Picantes De Coco Y Curry

2 libras de batatas

1 cucharada de aceite de oliva

1 cebolla grande picada

2 zanahorias grandes picadas

1 nabo mediano, en cubos de 3/4 de pulgada

4 dientes de ajo, picados en trozos grandes.

1 cucharada de jengibre fresco pelado y rallado

1 cucharada de polvo de curry

1/2 cucharada de cúrcuma fresca rallada

1/2 cucharada de sal

1/2 cucharada de pimienta recién molida

2 pequeños chiles verdes tailandeses en rodajas

2 tazas de caldo de verduras

1-1/2 tazas de lentejas verdes

1 taza de agua

1/2 taza de crema de coco

1/2 cucharadita de canela molida

4 hojas grandes de col rizada de dinosaurio (col rizada lacinata), cortadas en cintas de 1/2 pulgada de ancho

1 pimiento rojo mediano, cortado en tiras de 1/4 de pulgada de ancho,

tomate fresco en rodajas, para decorar

Instrucciones:

1. Pelar una de las batatas y cortar ambas en cubos de una pulgada.

Poner la batata pelada a un lado.

2. Calentar el aceite de oliva en una olla grande a fuego medio. Añadir la cebolla, las zanahorias yla batata sin pelar. Saltear hasta que las cebollas empiecen a ablandarse y se vuelvan translúcidas unos 5 minutos.

3. Añadir el nabo, el ajo, el jengibre, el polvo de curry, la cúrcuma, la sal y la pimienta, y saltear durante 2 minutos más, removiendo constantemente.

4. Añadir los chiles tailandeses, el caldo de verduras y las lentejas, y llevar a ebullición a fuego medio-alto. Cubrir la olla, reducir el fuego a medio-bajo, y cocer a fuego lentodurante 30 minutos, o hasta que las lentejas estén tiernas.

5. Mientras las lentejas están hirviendo a fuego lento, hervir el agua en una olla mediana a fuego alto. Añadir las batatas

peladas y ponerla a hervir.

6. Reducir el fuego a medio, cubrir y cocinar hasta que las batatas estén muy tiernas, unos 10 minutos. (Debe entrar un tenedor sin esfuerzo).

7. Escurrir las batatas, reservando una taza de agua caliente para el puré de batata. Poner las batatas en un procesador de alimentos. Añadir la crema de coco, reservando agua, canela y puré hasta que esté suave.

8. Cuando queden 10 o 15 minutos para que las lentejas se cocinen a fuego lento, mezclar la col rizada y el pimiento rojoen el estofado

9. Hacer una prueba para asegurarse de que las lentejas están bien cocidas. Añadir el puré de batata y el aceite decoco para espesar y añadir sabor

10. Una vez que el estofado se ha espesado, sólo unos minutos y estará terminado. Adornar contomates frescos en

rodajas si lo desea y añadir sal al gusto.

Nota: Erinn es una corredora y usa esta receta para reponerse después de una fría mañana en el camino. En sus propias palabras:

"Puedes jugar con esta receta a tu gusto. No tiene mucha sal, pero sí mucho sabor. Tiendo a dejar las verduras sin pelar y ponerlas que se cocinan más rápido justo antes del final porque me gusta mantenerlas un poco crujientes. Puedes omitir los pimientos picantes o usar menos si no te gusta muy picante. También puedes usar ingredientes en polvo y pimienta normal, pero el sabor es mucho mejor para mí cuando todo está fresco."

Sándwich De Huevo Y Aguacate

- 1 huevo duro criado en pastos

- 1/2 aguacate muy maduro
- 1 pimiento rojo sin semillas y cortado por la mitad a lo largo
- 1/4 de taza de espinaca tierna
- Sal y pimienta

1. En un tazón pequeño, usar un tenedor para triturar el huevo y el aguacate.

2. Sazonar con sal y pimienta al gusto.

3. Rellenar cada mitad de pimienta con la mezcla de huevo y aguacate y cubrirla con espinacas tiernas.

Batatadecorada

- 1 batata
- 1 cucharadita de mantequilla o ghee
- puñado de nueces picadas

1. Poner la batata en un plato para microondas y cocinarla a fuego alto durante 7 minutos hasta que esté tierna.

2.Quitar la piel de la batata y untar mantequilla o ghee sobre la batata.

3. Espolvorear con nueces picadas.

Col Rallada Catch-All

Probablemente la única receta que uso que se basa en ingredientes preenvasados. *¡Deliciosa!*

- 1 bolsa de col rallada
- 1 lata de atún o salmón envasado en agua
- 1 cucharada de aceite de oliva extra virgen
- zumo de limón
- sal y pimienta

1. Combinar todos los ingredientes en un tazón. Mezclar y servir.

Incluir 6 aceitunas kalamata deshuesadas y cortadas por la mitad.

Añadir una pequeña cantidad de nueces trituradas.

Incluir cualquier verdura picada que tenga alrededor.

Después del entrenamiento, añadir unas cuantas rodajas de manzana verde o un puñado de uvas.

Bolas De Chocolate Con Coco

APROXIMADAMENTE 15 BOLAS

- 1 cucharada de jarabe de arce 100 por ciento puro
- chile en polvo
- paprika ahumada
- 1 cucharadita de sal marina
- 1-1/3 tazas de coco rallado divididas
- 1/4 de taza de aceite de coco

- 2 cucharadas de polvo de cacao (que se encuentra en la mayoría de las tiendas de alimentos saludables)

1. Tostar 1/3 de taza de coco rallado. Esparcirlo en un plato para microondas yen el microondasa temperatura alta de 2 a 3 minutos, revolviendo cada 45 segundos. O bien, hornear a325°F en el horno sólo hasta que se dore, unos 10 minutos, revisando constantemente y asegurándosede que el coco no se queme. Dejar que se enfríe.

2. Derretir el aceite de coco con el polvo de cacao a fuego medio-bajo en una cacerola pequeña.

3. Añadir 1/2 taza de coco rallado y el jarabe de arce. Revolver hasta que esté bien mezclado.

4. Añadir el chile en polvo y lapaprika ahumada, si lo usa al gusto. De nuevo, revolver hasta que estébien mezclado.

5. Retirar de la sartén y colocar en un tazón mediano. Colocarlo en el congelador por lo

menos 30 minutos pero no más de 1 hora. Tratar de que la mezcla se ponga firme pero no completamente congelada.

6. Mientras tanto, mezclar el resto de la media taza de coco rallado, el coco tostado y la sal juntos en un plato.

7. Cuando la mezcla de coco y chocolate esté firme, retirar el tazón delcongelador y usar una cucharada para sacar la mezcla y formar bolas sueltas con las manos.

8. Poner cada bola en la mezcla de coco y sal, y disfrutar.

Streusel Muffin De Calabaza

- 1 cucharada de agua
- 1/2 cucharadita de sal

- 2 tazas de harina de almendra
- 3 cucharadas de aceite de coco derretido
- 1 cucharadita de extracto de vainilla

Para rellenar

1 taza de puré de calabaza

1 cucharadita de canela molida

1/2 cucharadita de nuez moscada molida

1/4 de cucharadita de clavos molidos

Streusel

1/4 de cucharadita de sal

1/4 de cucharadita de canela molida

1 taza de nuecestrituradas

3 cucharadas de aceite de coco derretido

1 cucharada de jarabe de arce 100 por ciento puro

1. Precalentar el horno a 350°F.

2. Rociar unmolde para hornear de 8 x 8 pulgadas con aceite de coco en aerosol.

3. En un tazón mediano, combinar todos los ingredientes de la corteza y revolver bien. Formar la masa en una bola, luego presionarla en una capa uniforme en el fondo del plato para hornear.

4. Hornear de 10 a 15 minutos, hasta que esté listo, y luego sacar del horno y dejar que se enfríe completamente.

5. En un tazón pequeño, revolver todos los ingredientes de relleno para combinarlos. Esparcir el relleno sobre la corteza en una capa fina y uniforme.

6. Mezclar todos los ingredientes del streusel excepto las nueces. Una vez combinados, verter las nueces en la mezcla y espolvorear la parte superior del relleno.

7. Hornear todo junto durante 15 minutos, hasta que esté listo para ser tocado y las

nueces esténcomenzando a oscurecerse. ¡Tener cuidado de no cocerlas demasiado ni de quemarlas! Dejar enfriar durante 10minutos antes de servir.